DE

LA DUODÉNITE

CONSIDÉRÉE

COMME CAUSE D'ICTÈRE

PAR

Le Dr Gustave KUHFF

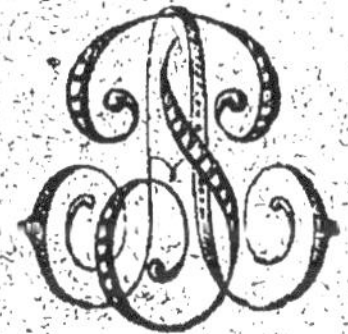

PARIS

A. PARENT, IMPRIMEUR DE LA FACULTÉ DE MÉDECINE

RUE MONSIEUR-LE-PRINCE 29, 31.

1874

DE
LA DUODÉNITE

CONSIDÉRÉE

COMME CAUSE D'ICTÈRE

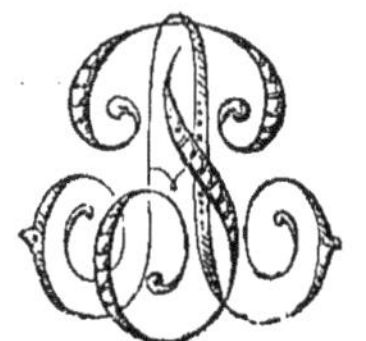

DE

LA DUODÉNITE

CONSIDÉRÉE

COMME CAUSE D'ICTÈRE

PAR

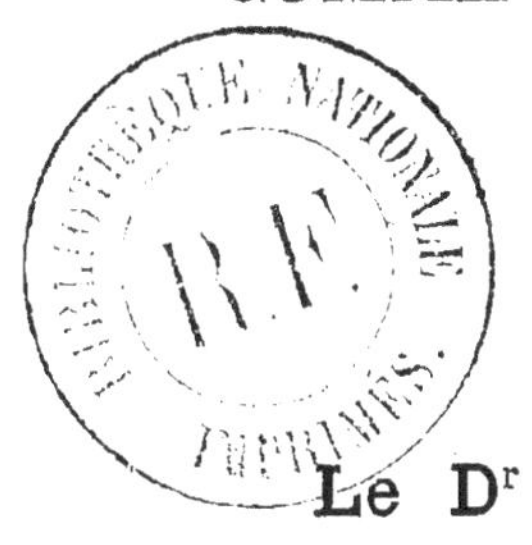

Le Dr Gustave KUHFF

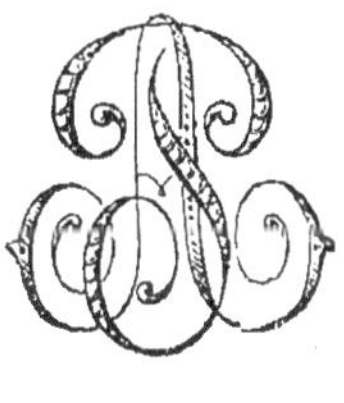
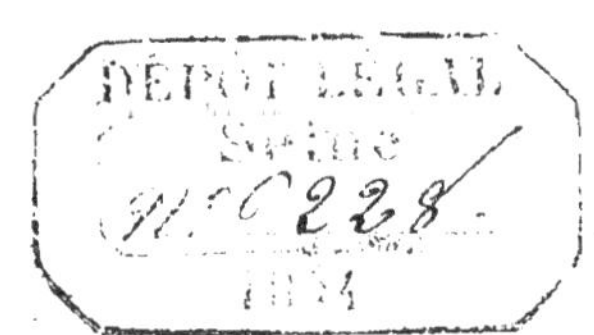

PARIS

A. PARENT, IMPRIMEUR DE LA FACULTÉ DE MÉDECINE

RUE MONSIEUR-LE-PRINCE 29, 31.

1874

A M. SCHUTZENBERGER,

Ancien professeur de clinique médicale à la Faculté de médecine
de Strasbourg.

A MON PRÉSIDENT DE THÈSE

M. LE PROFESSEUR VULPIAN

A M. LE PROFESSEUR BROCA

A M. LE PROFESSEUR U. TRÉLAT

A M. LE Dr AUGUSTE OLLIVIER,
Professeur agrégé.

A M. LE Dr JULES SIMON

A M. LE Dr PAUL TOPINARD

A M. LE Dr MARCHAND

DE

LA DUODÉNITE

CONSIDÉRÉE

COMME CAUSE D'ICTÈRE

PRÉFACE.

Le sujet que nous avons choisi pour notre travail inaugural n'a pas le mérite de la nouveauté ; il s'agit en effet d'étudier un symptôme bien commun, l'*ictère*, au point de vue de sa pathogénie dans certains cas de *duodénite*. Nombreuses sont les discussions auxquelles a donné lieu cette question depuis que Broussais l'a soulevée, et cependant nous pouvons dire : *adhuc sub judice lis est.*

Notre excellent maître, M. le professeur Vulpian, a tout d'abord attiré notre attention, dans une de ses leçons faites à la Faculté de médecine, sur deux cas d'ictère dus manifestement à la duodénite. M. Raymond, interne des hôpitaux, en a également fait le sujet d'une communication à la Société de biologie (1). Nous avons songé alors à nous servir de ces données pour en faire la base de cette étude. Malheureusement nous n'avons pas trouvé dans nos recherches un nombre de

---

(1) Pathogénie de l'ictère, in *Progrès médical*, No 28, 1874.

documents et de faits suffisant pour nous permettre de lever toutes les difficultés qui entourent l'étude de la pathogénie de l'ictère simple ; nous croyons cependant être à même de porter quelque éclaircissement sur un côté de la question, et c'est soutenu par cette pensée que nous avons entrepris ce travail.

Dans un premier chapitre consacré à l'historique, nous chercherons à faire voir les phases par lesquelles a passé la question ; dans les chapitres relatifs à la pathogénie et à l'anatomie pathologique, nous essaierons d'en présenter l'état actuel et de bien mettre en évidence l'altération qui est le point de départ, dans un grand nombre de cas, de l'ictère dit simple ou catarrhal. Enfin nous n'aurons que peu de chose à dire au sujet des symptômes et du traitement.

Avant d'entrer en matière nous devons remercier notre ami M. Raymond, pour les matériaux qu'il a bien voulu mettre à notre disposition et pour les conseils qu'il nous a donnés.

L'idée de rattacher la production de l'ictère simple à une inflammation localisée au duodénum remonte à Broussais ; l'illustre réformateur émit ses opinions à ce sujet dans divers de ses ouvrages (1) et son fils Cas. Broussais prit pour sujet de sa dissertation inaugurale la duodénite chronique (2), travail où il s'attacha entre autres à démontrer que la phlegmasie du duodénum doit être regardée comme une cause commune de l'ictère.

Marsh (3) et Abercrombie (4), en Angleterre, émirent les mêmes idées, mais avec plus de timidité.

Gendrin (5), M. Bouillaud (6), M. Andral (7), Stokes (8) et Graves (9) adoptèrent d'une façon à peu près

(1) Histoire des phlegmasies ou inflammations chroniques, fondée sur de nouvelles observations de clinique et d'anatomie pathologique., Ed. 4., t. III, p. 258 et suiv., Paris, 1826. — Cours de pathologie et de thérapeutique générales. Ed. 2, t. II, p 82 et suiv. Paris, 1834.

(2) Sur la duodénite chronique. Th. de Paris, 1825, N° 59.

(3) Cases of jaundice with dissections, in *Dubl. hosp. Rep.* V. 3, 1822, p. 291.

(4) Pathological and practical researches on diseases of the stomach, the intestinal canal, etc. Edinburgh. 1828, p. 372.

(5) Histoire anatomique des inflammations. Paris, 1826, t. I, p. 552 et suiv.

(6) Recherches cliniques sur les maladies de l'appareil excréteur de la bile, in *Journ. complém. du Dict. des Sc. méd.*, t. XXIX, p. 150, 1827.

(7) Clinique médicale. Ed. 2, t. IV, 1831, p. 489 et suiv.

(8) Several papers on hepatic affections. Jaundice, in *Lond. med. and surg. Journ.* 1834, vol. V, p. 229.

(9) Leçons de clinique médicale, trad. par Jaccoud, t. II, p. 373, Paris, 1863.

absolue la manière de voir de Broussais, à l'appui de laquelle M. Andral donna une observation très-concluante que nous rapporterons plus loin ; Gendrin, de son côté, cite plusieurs exemples importants.

Les auteurs du Compendium de médecine pratique reconnaissent également la corrélation qui existe dans certains cas entre l'inflammation du duodénum et la production de l'ictère ; ils disent explicitement (1) : « Une simple irritation inflammatoire transmise de l'estomac au foie par le conduit cholédoque, explique aussi le développement de la jaunisse. » Plus loin cependant ils considèrent comme problématique l'existence de la duodénite chronique (2), décrite par Cas. Broussais. Monneret, professant des idées toutes différentes de celles de Broussais, rapporte l'ictère, dans la majorité des cas, à une congestion du foie : « La première idée, dit-il (3), que la jaunisse doive faire naître dans l'esprit du clinicien, c'est qu'elle est le signe d'une hyperémie du foie ou d'un simple trouble de la sécrétion biliaire. » Sous l'influence des théories de Monneret sur l'ictère, on arriva à nier complètement, pendant un certain temps, l'existence de la gastro-entérite, du moins en France.

Grisolle lui-même disait (4): « Il est fort rare que la maladie (ictère) soit le résultat de l'inflammation des voies digestives. Sous le règne de la doctrine physiologique, on avait beaucoup exagéré l'importance de cette cause, puisqu'on expliquait par elle presque tous les ictères ; mais une observation sévère n'a pas confirmé ce qui

(1) T. V, p. 112, 1842.
(2) Loc. cit., p. 411.
(3) Traité de pathologie générale, t. III, deuxième partie, p. 658, Paris, 1861.
(4) Traité de pathologie interne, Ed 8, t. II, p. 919, 1862.

n'avait été établi d'ailleurs que par une inspiration théorique et par voie d'analogie. » Valleix (1) exprime des vues analogues.

En Allemagne même, nous voyons Wunderlich (2) révoquer en doute l'existence de la duodénite, sans la nier tout à fait et en reconnaissant qu'elle pouvait rendre compte de certains ictères transitoires.

En général, les auteurs allemands admettent que l'ictère simple ou catarrhal, comme l'a appelé pour la première fois Budd (3), peut naître d'une duodénite ou d'une gastro-duodénite par propagation de la phlegmasie ou du catarrhe au canal cholédoque ; c'est dans ce sens que se sont exprimés Mayer (4), Siebert (5), Henoch (6) ; ce dernier disait : « De toutes les causes d'obstruction des voies biliaires, c'est le catarrhe de la muqueuse du duodénum et des canaux eux-mêmes qui est la plus commune. La plupart des cas d'ictère simple ou catarrhal sont dus à la sécrétion d'un mucus épais et abondant dans le duodénum et à l'intérieur des voies biliaires, forment obstacle à l'écoulement de la bile. » En d'autres termes un *bouchon de mucus* obstrue les voies biliaires et détermine la rétention de la bile.

Rokitansky (7), Förster (8), Bamberger (9), de leur

(1) Guide du médecin praticien, Ed. 4, T. IV, p. 380, 1860.

(2) Handbuch der Pathologie und Therapie, 2te verm. Aufl. Bd. IV, p. 647, Stuttgart, 1856.

(3) On diseases of the liver, Ed. 3, London, 1857.

(4) Die Krankheiten des Zwölffingerdarms. Düsseldorf, 1844.

(5) Diagnostik der Krankheiten des Unterleibes. Erlangen, 1855, p. 266.

(6) Klinik der Unterleibskrankheiten, Berlin, 1855, t. 1, p. 308.

(7) Lehrbuch der pathologischen Anatomie, 3te Aufl. Bd. III, p. 203, Wien, 1861.

(8) Handbuch der patholog. Anatomie, 2te Aufl. Bd, II, p. 131, Leipzig, 1863.

(9) Krankheiten des chylopoëtischen Systems. 2te Aufl. p.135, Erlangen, 1864, in Handbuch von Virchow.

côté, considèrent la duodénite comme pouvant donner
naissance à un ictère par obstruction du canal cholédoque. Frerichs (1), plus affirmatif encore, dit : « L'inflammation catarrhale des voies biliaires reconnaît pour
cause la plus ordinaire l'extension d'une affection sem-
blable de l'estomac ou de l'intestin au canal cholédoque
par le duodénum. Sur 41 cas, j'ai pu trouver dans 84
les symptômes du catarrhe gastro-intestinal comme
précurseurs. »

M. Lebert (2), alors en France, réagit contre la néga-
tion absolue de la gastro-entérite, exagérée dans ses
conséquences du temps de Broussais. D'après lui, la
duodénite localisée est rare, mais existe quelquefois
comme propagation d'un catarrhe gastrique et peut à
son tour se propager aux voies biliaires par l'intermédiaire du canal cholédoque ; mais il croit que l'on a
exagéré l'influence de cette duodénite sur la production
de l'ictère simple, et d'autre part il ne croit pas
à l'existence du bouchon de mucus qui obstruerait le
canal cholédoque (3).

Virchow (4), au contraire, regarde l'ictère catarrhal
comme dû, dans tous les cas, à une *obstruction de la*

(1) Traité pratique des maladies du Foie. Trad. de l'allem. par
Duménil et Pellagot, deuxième édition, p. 752, Paris 1866.

(2) Traité d'anatomie pathologique, t. II, p. 203, 204, 257,
Paris, 1861.

(3) La même année (1861), M. Rabé, dans son travail inaugural
(*Essai sur l'ictère consécutif au catarrhe des voies biliaires*, th. de
Paris) reprenait les idées de Broussais sur la gastro-duodénite et
en montrait l'importance comme cause d'ictère.

(4) Path. anatomischer Cursus, redig. von Strassmann, in *Wiener med. Wochenschrift*. 1858, N° 24.

— Ueber das Vorkommen und den Nachweiss des hepatogenen,
insbesondere des katarrhalischen Icterus, in *Virchow's Archiv.*,
Bd. XXXII, p. 117, 1865. (Anal. in *Gaz. méd. de Paris*, 1867,
p. 46).

partie intra-duodénale du canal cholédoque, consécuti-
vement à la *duodénite*, par le *bouchon de mucus*, nié par
M. Lebert et par O. Wyss (1). Ce dernier s'appuie sur
des expériences que nous ne pouvons rapporter ici pour
démontrer la non-existence du bouchon ·de mucus.
Notons enfin que M. Jaccoud (2) a expliqué par le même
mécanisme que Virchow la production de l'ictère simple
ou catarrhal, dans la majorité des cas.

Nous avons encore consulté pour cette étude les au-
teurs dont les noms suivent : Gervais (3), Murchison (4),
Luton (5), Bence Jones (6), Barth et Besnier (7), Fer-
rand (8), Lehmann (9), Niemeyer (10), Gerhardt (11),
J. Simon (12); nous signalerons spécialement le travail de
Gerhardt auquel nous avons fait quelques emprunts.

(1) Zur Lehre vom katarrhalischen Icterus, in *Arch. der Heilk.*
Bd. VIII, p. 468, 1867. (Anal. in *Arch. gén. de méd.* v. 1, p. 231, 1868.)

(2) Leçons de clinique médicale faites à l'hôpital de la Charité,
Paris. 1867, p. 291 et suiv. — Traité de pathologie interne, Ed. 2,
t. II, p. 447, Paris, 1872.

(3) Quelques considérations sur l'étiologie de l'ictére. Th. de
Paris, 1866.

(4) Clinical lectures on diseases of the liver, London, 1868.

(5) Art. *Voies biliaires* in Nouv. Dict. de méd. et de chir. prat.
t. V. Paris, 1866.

(6) On Jaundice and biliousness, in *Saint-Georg's hosp. Rep.*,
v. I, p. 689 1866.

(7) Art. *Voies biliaires* (Pathologie), in Dict. encyclop. des sc.
méd., t. IX, p. 316 et suiv., 1868.

(8) De l'ictére catarrhal (Rapport sur le mémoire de M. Rabé),
in *Union méd.* trosième série, t. V, p. 854, 1868.

(9) Bidrag til Læren on Gulsot. Ugeskr. for Læger. 3 R. VI,
Nᵒ 24-26. 1868. (Anal. in *Canstatt's Jahresb.* Bd. II, p. 143, 1868).

(10) Traité de pathologie interne et de thérapeutique. Paris, 1869,
t. I, p. 848, et t. II, p. 598.

(11) Ueber Icterus gastro-duodenalis, in Samml. klin. Vortræge
von Volkmann, Nᵒ 17, Leipzig, 1871.

(12) Art. *Ictère* du Nouv. Dict. de méd. et de chir. prat, t. XVIII,
Paris, 1874

PATHOGÉNIE.

Nous n'avons pas à rechercher les causes de la duodénite ; qu'elle soit née primitivement sous l'influence
des causes connues de toute entérite, qu'elle soit née par
propagation d'un catarrhe de l'estomac, catarrhe dû à
un écart de régime ou à quelque cause climatérique ou
saisonnière (1), ou enfin qu'elle se soit manifestée dans
le cours d'une autre maladie à titre de complication,
comme dans certains cas de fièvre typhoïde, dans ce
qu'on appelle les pneumonies bilieuses, dans la phthisie, etc., nous n'avons à considérer ici la phlegmasie
du duodénum qu'en tant qu'elle est capable de produire
l'ictére.

Quant au mécanisme de cette production, Broussais
admettait que l'irritation se propageait du duodénum
au foie par l'intermédiaire des voies biliaires et provo-
quait ainsi une sécrétion de bile plus abondante. « Nul
doute, dit-il, que dans ces cas le foie ne soit irrité dans
un degré qui mérite le titre *d'inflammation* » (2).

Les auteurs de Compendium de médecine expriment
la même pensée en disant : « L'inflammation de l'estomac, celle du duodénum et de la partie supérieure de
l'intestin grêle peuvent exciter la sécrétion du foie en
irritant l'extrémité du canal cholédoque » (3). Marsh
croyait que de cette irritation naissait un *spasme* du
canal cholédoque.

Il est évident que Broussais et ses succccesseurs ont poussé
trop loin les conséquences de leur doctrine et ont ainsi

(1) C'est ainsi qu'on voit quelquefois au printemps et en automne
l'ictére se présenter d'une façon épidémique.

(2) Hist. de phlegmasies ou inflam. chroniques, Ed. 4, t. III,
p. 261, 1826.

(3) Loc. cit., p. 114.

amené une réaction en sens contraire, qui a fait nier pendant un certain temps l'existence même de la gastro-duodénite.

Ainsi Monneret n'admettait pas la phlegmasie gastro-duodénale et expliquait la plupart des ictères par la congestion du foie. Dans un mémoire lu à la société médicale des hôpitaux (1), il énonça nettement les idées qu'il professait depuis longtemps, et y revint plus tard dans son traité de pathologie interne. Au chapitre des *hyperémies dynamiques ou essentielles* (2) il disait, en parlant d'une des causes qui précisément provoquent la gastro-duodénite, c'est-à-dire de l'écart de régime ou du régime habituellement trop irritant : « Le foie, dans ces conditions, prend et conserve un volume anormal ; la teinte ictérique paraît et disparaît plusieurs fois, sans autre symptôme que l'accroissement du volume de l'organe. Suivant Broussais, l'action des ingesta irritants se fait sentir sur la muqueuse gastro-intestinale d'abord et se transmet de là au tissu hépatique. Il est plus probable que le contact direct de l'alcool et des agents de stimulation a lieu, dans le foie, avec la substance hépatique, par l'intermédiaire du sang qui leur sert de moyen de transport. » Un peu plus loin (3) : « Il faut placer au nombre des causes très-réelles de l'hyperémie du foie certaines constitutions épidémiques régnantes, tantôt saisonnières, tantôt *stationnaires*, qui peuvent durer plusieurs années dans la même localité... Pendant les années 1856, 57, 58, 59, et 60, il a régné à Paris une constitution médicale stationnaire, dont nous avons ob-

(1) De la congestion non inflammatoire du foie, in *Arch. gén. de méd.*, t. XVII, p. 545, 1861.

(2) Traité élémentaire de pathologie interne, t. I, p. 601, Paris, 1864.

(3) Loc. cit., p. 602.

servé les signes nettement accusés dans les hôpitaux civils. Ils dénotaient l'existence d'une hyperémie du foie, qui se montrait tantôt sous la forme d'un ictère simple, tantôt à titre de complication. Cette constitution épidémique nous a rappelé celle qui a été si bien observée et si bien décrite par Stoll en 1775. »

Il expliquait également par des congestions du foie les ictères qui quelquefois accompagnent la fièvre typhoïde, la pneumonie, etc.

Au sujet de cette dernière maladie il disait : (1)« Nous sommes convaincu, pour notre part, que l'ictère, si fréquent dans la pneumonie simple et dans celle qu'on voit souvent paraître sous l'influence épidémique, ou de certaines constitutions médicales tient précisément à une hyperémie hépatique (2). »

Notons encore le passage suivant : « Dans l'ictère simple, la fièvre gastrique bilieuse d'Irlande et des pays chauds, la fièvre jaune, et la fièvre pernicieuse ictérale, on observe des symptômes tellement identiques les uns aux autres, à l'intensité et à la cause près, qu'on ne peut s'empêcher de les rattacher tous à l'hyperémie hépatique (3). »

---

(1) Loc. cit., p. 598.

(2) Dans ces pneumonies bilieuses, décrites pour la première fois par Stoll, l'ictère a généralement pour origine un catarrhe gastro-duodénal concomitant, et se présente de préférence dans certaines saisons, au printemps et en automne suivant les auteurs français, en été d'après Traube (*Die Symptome der Krankheiten des Respirations-und Circulations-Apparats*, 1. *Lief*, p. 60, Berlin, 1867). Cette circonstance doit être attribuée peut-être à des conditions climatologiques particulières à chaque pays ; en effet, nous voyons l'auteur suédois Lehmann (op. cit.), nier l'existence de ces pneumonies bilieuses, probablement parce qu'elles ne sont que rarement ou même jamais observées en Suède.

(3) *Archiv. gén. de méd.*, t. XVII, p. 547, 1861.

Enfin, pour Monneret, l'ictère s'expliquait en certains cas par une *hyperémie sécrétoire*.

Mais la théorie de Monneret sur la pathogénie de l'ictère ne fut pas acceptée par tous les auteurs, et l'influence de la gastro-duodénite, longtemps méconnue, fut remise en évidence. M. Rabé qui, l'un des premiers en France, a publié un travail sur l'ictère catarrhal, reprit les idées de Broussais sur la gastro-duodénite et expliqua l'ictère qui en résulte souvent en admettant que la phlegmasie duodénale produit à l'extrémité du canal cholédoque une irritation provoquant de la part du foie une sécrétion exagérée de la bile et un flux abondant de ce liquide.

Cependant bien avant, Henoch (1) pressentait l'explication véritable quand il attribuait la plupart des ictères simples à la sécrétion d'un mucus épais et visqueux dans le duodénum et dans l'intérieur des voies biliaires, avec arrêt temporaire dans l'écoulement de la bile.

Mais ce n'est que Virchow qui donna la vraie pathogénie de l'ictère catarrhal, en démontrant qu'il se réduit à un catarrhe de la portion intestinale du conduit cholédoque consécutif à une duodénite ; cette explication, qui ne peut évidemment s'appliquer à tous les cas d'ictère catarrhal, est néanmoins la vraie pour les cas dont nous avons à nous occuper dans ce travail. Nous reviendrons sur ce point avec plus de détails dans le chapitre suivant.

(1) Loc. cit., p. 308.

ANATOMIE PATHOLOGIQUE.

La seule altération du duodénum qui eût frappé les auteurs anciens consiste dans le gonflement et la rougeur de la muqueuse; ils ont signalé cette même altération comme s'étendant au canal cholédoque. Entre autres exemples, citons un fait relaté par Gendrin (1) : « Sur une femme morte d'une violente gastro-entérite, suite de couches, la phlogose pénétrait du duodénum dans le canal cholédoque et s'étendait jusqu'à la naissance du canal cystique ; elle était caractérisée par un gonflement très-marqué de l'orifice du canal dans le duodénum et par une rougeur vive de la tunique interne de ce conduit. Cette tunique était très-légèrement gonflée, en sorte que le canal, bien que diminué d'étendue, n'était point entièrement oblitéré. L'ictère avait paru la veille de la mort, il était peu intense et limité aux conjonctives. »

M. Andral (2) donne une observation d'inflammation du canal cholédoque consécutive à une gastro-duodénite; nous croyons devoir la reproduire ici in extenso :

OBSERVATION I.

Inflammation aiguë du canal cholédoque : oblitération de sa cavité. Rupture du canal hépatique par distension de ses parois. Ictère avec douleur dans l'hypochondre droit, et tumeur dans cette même région formée par la vésicule. Péritonite.

Un cordonnier, âgé de 35 ans, entra à l'hôpital de la Charité, le 8 novembre 1821. Six jours auparavant, à la suite d'excès de table, il fut pris d'une assez vive douleur à droite de l'épigastre, un peu

(1) Loc. cit., p. 552.
(2) Loc. cit., p. 495.

au-dessous du bord des côtes. Le lendemain, il s'aperçut qu'il était jaune.

Le 9, au septième jour, il présenta l'état suivant : teinte jaune des conjonctives et de toute la surface de la peau ; douleur obtuse dans l'hypochondre droit ; au-dessous de l'extrémité antérieure de la onzième côte, on sent une tumeur piriforme, mobile sous le doigt, indolente, dont la grosse extrémité dépasse un peu le niveau de l'ombilic, et dont la petite se perd derrière ses côtes. La langue est naturelle, la soif peu vive, l'appétit nul, les selles rares et colorées. Le pouls est fréquent, la peau blanche et sèche, Nous regardâmes la tumeur de l'hypochondre comme produite par la vésicule remplie de bile (sangsues à l'anus ; petit-lait avec acétate de potasse, diète.). Les quatre jours suivants, la tumeur augmenta ; aucun autre changement n'eut lieu.

Dans la journée du 13, onzième jour de l'invasion de la douleur de l'hypochondre, le malade fut pris tout à coup d'une douleur beaucoup plus vive, qui, partant de la région du foie, envahit bientôt la totalité de l'abdomen. Lorsque nous vîmes le malade, le lendemain matin, cette douleur persistait ; son extrême acuité, son exaspération par la pression la plus légère, indiquaient suffisamment qu'elle avait pour cause une inflammation péritonéale ; en même temps, face pâle, grippée, profondément altérée ; anxiété générale portée au plus haut degré, pouls petit, très-fréquent ; extrémités déjà froides (Deux vésicatoires aux jambes ; vingt sangsues sur l'abdomen). Mort dans l'après-midi.

Ouverture du cadavre. — Le péritoine était rempli d'un liquide purulent, dont la teinte généralement jaune, le devenait beaucoup plus dans le flanc droit. La surface interne du duodénum présentait une couleur rouge intense. Le point où s'ouvre le canal cholédoque et qu'on ne trouve pas ordinairement, sans l'avoir un peu cherché, était masqué par une tumeur arrondie, percée à son centre d'une sorte d'orifice capillaire, large d'une ligne au plus et s'élevant de trois lignes environ au-dessus du niveau de la surface intestinale. Un stylet très-fin, introduit par l'ouverture que cette tumeur présentait à son centre, ne rencontra pas d'abord de cavité. Toutefois, poussé avec force, il parut franchir l'obstacle et il s'engagea dans le canal cholédoque qu'il parcourut avec peine dans toute son étendue, comme si la cavité ordinaire du canal se trouvait effacée et que le stylet la reformât un peu à mesure qu'on le poussait avec précaution de l'intestin vers-le-foie. Incisé en divers sens, le canal cholédoque ne présenta, en effet, qu'une cavité presque impercep-

tible, ses parois étaient considérablement épaissies ; elles avaient
d'ailleurs une grande friabilité, et se déchiraient par la plus légère
traction. Au contraire, les canaux hépatique et cystique présentaient une augmentation notable de capacité, ainsi que la vésicule.
Un peu avant l'union de ces deux canaux, l'hépatique offrait une
solution de continuité irrégulièrement arrondie, et assez large pour
admettre un petit pois. Autour de cette perforation, la texture du
canal ne paraissait point altérée. La cause de la péritonite fut dès
lors évidente. Le tissu du foie ne présenta rien de remarquable.
L'estomac offrait quelques plaques rouges, dont la couleur résidait
dans la muqueuse. Le reste du tube digestif et les autres organes
paraissaient sains.

Dans l'exemple que nous venons de rapporter, la gastro-duodénite était due à un écart de régime, et c'est là
un des cas les plus fréquents. La phlegmasie fut surtout
intense dans le duodénum ; « l'irritation de la muqueuse duodénale, dit M. Andral, se propagea par continuité de tissu à la portion de membrane qui tapisse le
canal cholédoque. Ainsi s'enflamment dans l'ophthalmie
les conduits lacrymaux, et, dans l'uréthrite les canaux
séminifères. De là engorgement de la membrane muqueuse, oblitération de la cavité du canal cholédoque,
et par suite accumulation de la bile dans la vésicule,
formation de la tumeur de l'hypochondre, résorption
vraisemblable d'une autre portion de bile, et production de l'ictère. »

Virchow (1), de son côté, a vu la muqueuse du canal
cholédoque gonflée, souvent hyperémiée, avec hémor-
rhagies interstitielles ; toutes les fois que ces lésions se
présentaient dans le canal cholédoque, il les trouvait
également autour de l'orifice du canal et sur la muqueuse même du duodénum.

Il est certain que ce gonflement peut suffire, dans certains cas, pour constituer un obstacle à l'écoulement

____

(1) *Virchows' Arch.* Bd. XXXII, p. 124, 1865.

de la bile. Pour Virchow, l'obstruction du canal est toujours due à un bouchon blanchâtre, composé de mucus provenant d'une hypersécrétion abondante, et englobant des cellules épithéliales. On fait sortir ce bouchon en pressant sur la partie intestinale du canal, et il est facile de constater que la muqueuse en ce point est presque incolore, ce qui prouve que la bile ne passait plus. (1).

Ces résultats trouvent une nouvelle confirmation dans l'autopsie des deux cas que nous allons rapporter maintenant et dont M. Vulpian a bien voulu nous communiquer les observations.

Obs. II. — Marie Blanchard, âgée de 64 ans, ménagère, entre le 10 novembre 1873, à la salle Sainte-Claire, lit n° 46, service de M. Vulpian, à la Pitié.

Elle n'accuse en fait d'antécédents qu'une fièvre typhoïde qu'elle aurait eu vers l'âge de trente ans.

A son entrée dans la salle, elle toussait depuis deux mois environ. La toux est survenue à la suite d'une hémoptysie assez forte. Depuis lors, elle a toujours été en augmentant. La malade n'a jamais eu de palpitations ni d'œdème des membres inférieurs ; elle a beaucoup maigri. L'appétit est fort diminué ; ni diarrhée, ni constipation.

En examinant l'état des organes thoraciques, on obtient à la percussion une submatité sous la clavicule gauche. Augmentation de sonorité à droite. Il est impossible d'examiner la malade en arrière. A l'auscultation, sous la clavicule gauche râles sous-crépitants et sonores ; à droite, rudesse de la respiration accompagnée de craquements secs.

On constate un bruit de souffle au premier temps au cœur, avec

(1) Au sujet de l'épidémie d'ictère qui a régné à Paris au mois de mars, 1872, M. G. Sée, dans une de ses leçons cliniques (Gaz. des hôpit. n° 26, p. 201, 1872), rejetait complétement ce qu'il appelait la théorie du bouchon muqueux et prétendait n'avoir observé dans aucun cas les signes du catarrhe gastro-duodénal.

maximum d'intensité à la pointe. Le deuxième bruit n'est pas très-clair.

Le pouls à 86 est petit et régulier.

Le 5 décembre. Le bruit de souffle au premier temps a beaucoup diminué d'intensité. Il n'a plus le caractère de rudesse qu'il avait lorsque la malade est entrée. Il consiste aujourd'hui en un souffle doux, léger.

15 janvier 1874. L'examen du cœur indique un bruit de souffle assez intense au premier temps et à la pointe, un autre plus faible à la base.

Depuis quelques jours le teint prend une coloration subictérique.

Les urines contiennent une quantité considérable de bile.

Le 18. Mort à sept heures du soir.

Autopsie, faite le 20 janvier 1874.

Cavité thoracique. Le *poumon droit* présente des adhérences assez étendues au niveau du lobe supérieur ; des granulations tuberleuses sont disséminées dans toute l'étendue du poumon, mais en somme elles sont peu nombreuses au sommet du lobe supérieur et dans la partie inférieure du lobe inférieur. Çà et là quelques îlots de pneumonie caséeuse avec granulations faisant saillie sur la coupe.

Dans le lobe inférieur, près du hile, îlot plus considérable de pneumonie caséeuse, parsemé de nombreuses granulations. Le poumon tout entier est un peu œdémateux.

Les ganglions bronchiques sont fortement pigmentés et en partie crétacés.

Poumon gauche : adhérences considerables du sommet ; on ne peut détacher complètement cet organe sans déchirer une caverne qui se trouve dans cette partie. Le sommet du poumon est entièrement envahi par des tubercules confluents entourés de pneumonie caséeuse. Dans le reste du poumon, on trouve aussi des tubercules réunis en îlots plus ou moins volumineux. Le tissu pulmonaire qui les sépare est manifestement induré. Tous les îlots de pneumonie caséeuse, les tubercules, les bronches et le liquide qui s'y trouve sont colorés en jaune. Dans le sommet, se trouve une vaste caverne, anfractueuse, très-inégale, à parois formées par le tissu caséeux.

Cœur. Un peu de liquide séreux, citrin (un demi-verre environ), dans le péricarde.

Le volume du cœur est à peu près normal; il n'y a pas d'insuffisance aortique. Pas de lésions des valvules du côté droit, du côté gauche les valvules sont un peu épaissies surtout à leurs bords adhérents. Le bord libre de la valvule mitrale est très-épaissi; il n'y a pas de rétrécissement véritable de l'orifice. En agissant sur les piliers de la valvule mitrale, on voit une boutonnière qui reste ouverte et qui constituait probablement l'insuffisance. Le trou de Botal n'est pas entièrement fermé, les différents tissus du cœur sont teints par la bile.

Cavité abdominale. — Foie. Sur le trajet du canal cholédoque se trouvent plusieurs ganglions lymphatiques offrant une dégénérescence crétacée dans une partie de leur étendue, mais ne comprimant point ce conduit. Point de lésion de la vésicule biliaire; bile de coloration normale. Canaux biliaires modérément distendus (1).

Reins. Dans l'un surtout, on trouve des îlots de néphrite caséeuse à forme conique. Dans chacun de ces îlots on reconnaît des granulations tuberculeuses à différentes périodes de leur évolution.

OBSERVATION III. — La nommmée Duru (Marie-Philippine), âgée de 26 ans, blanchisseuse, entre le 8 octobre 1873, à la salle Sainte-Claire (Hôpital de la Pitié) au lit nº 37.

Antécédents. — Pas d'antécédents de famille. Elle est née à Paris, et a été réglée à l'âge de 17 ans. Quelques années auparavant, elle a eu la fièvre typhoïde. Son habitation était saine. Elle n'est point mariée, et n'a jamais eu d'enfants.

Il y a huit mois, la malade fut prise, après un chaud et froid, d'une assez violente céphalalgie; elle se mit à tousser peu après, le jour seulement. De temps en temps, il lui survenait de la fièvre le soir. Cet état se continua, quatre à cinq mois durant, sans changement notable. Un enrouement survint, il y a trois mois, qui augmenta insensiblement et la conduisit à l'aphonie.

Cependant, après avoir pris quelque repos, la malade parle beaucoup mieux.

En même temps que survenaient ces changements, elle s'aperçut qu'elle maigrissait et qu'elle s'essouflait assez rapidement; il lui était difficile de monter un seul étage. Quelques sueurs nocturnes coincidaient avec un retour plus fréquent de la fièvre, qui survenait quelquefois dans la journée.

Il y a trois semaines, la malade fut prise, sans cause appréciable, après avoir toussé et éprouvé de fortes nausées, de vomissements

---

(1) Pour les altérations du duodénum et du canal cholédoque voir plus loin l'examen histologique.

violents. Depuis ce moment, le malade vomit chaque jour après son repas, et souvent même dans l'intervalle des repas, quelquefois le matin à son réveil. La matière de ses vomissements est alors d'aspect bilieux, verdâtre. La toux en est, d'après elle, la cause. La fièvre est maintenant quotidienne; les sueurs nocturnes sont très-abondantes. Elle a depuis lors, cessé le travail et gardé le lit. Ses règles sont toujours régulières et offrent la même abondance que d'ordinaire.

État actuel. — Quoiqu'elle se prétende considérablement amaigrie, la malade présente en ce moment encore un état d'embonpoint satisfaisant. Il n'y a pas de creux sus-caviculaire, pas d'espace intercostal visible.

La langue offre un aspect à peu près normal; il y a de l'anorexie et des vomissements après les repas, aucune sensation de douleur siégeant à l'estomac, soit avant, soit après le repas; un peu de diarrhée, il y a souvent deux garde-robes par jour.

La malade s'essouffle rapidement; elle n'a jamais eu d'hémoptysie.

A l'auscultation des poumons, on trouve :

En arrière et à gauche, de l'expiration prolongée dans toute l'étendue du poumon, un caractère soufflant au niveau des bronches et au sommet un peu de rudesse. Dans tout le poumon il y a des râles sous-crépitants s'entendant surtout à l'inspiration.

En arrière et à droite, la rudesse est moins prononcée; quant aux râles, ils offrent le même caractère.

En avant, les râles sont beaucoup moins prononcés; l'aphonie empêche de constater l'état des vibrations thoraciques.

La percussion ne donne qu'une submatité peu prononcée dans les fosses sus-épineuses et droite. Rien en avant.

Du côté du cœur, aucun signe n'est relevé.

Souffle continu dans les vaisseaux du cou.

A l'examen laryngoscopique on trouve une ulcération profonde à la base de la luette, du côté gauche. La corde vocale gauche est un peu ulcérée.

23 octobre. — Le malade se plaignant beaucoup de sueurs nocturnes profuses, on lui donne du sulfate d'atropine en pilules. Sous l'influence de cette médication, les sueurs diminuent.

L'état de la poitrine est le même, il y a plus de râles, et ils sont plus gros. La toux pérsiste ainsi que l'expectoration. Anorexie habituelle.

Le 28. Plus de sueurs. Toux grave. Crachats déchiquetés.

4 novembre. — Amélioration apparente de l'état général. La voix revient; les sueurs sont peu abondantes.

Le 15. La malade, qui accusait depuis quelque temps une amélioration sous tous les rapports, s'est exposée au froid et la toux a reparu aussi pénible que dans les premiers jours.

Le 22. Amélioration notable; toux presque nulle. La voix est moins enrouée. Les fonctions digestives s'accomplissent normalement.

Cependant les lésions pulmonaires sont assez prononcées, surtout à gauche.

6 février. — Eruption spontanée, le matin, sur la figure, la poitrine les bras et les jambes, sans prurit, offrant un caractère papuleux et ressemblant à l'érythème. Cette éruption disparaît vers le soir.

Le 22. Face et sclérotiques jaunes. Douleur à l'épigastre et un peu à l'hypochondre droit. Urines foncées, contenant beaucoup de bile. Diarrhée persistante depuis quelques jours.

L'ictère persiste jusqu'à la mort arrivée le 27 février.

Autopsie le 28 février 1874. Les *poumons* sont remplis de tubercules et de masses de pneumonie caséeuse disséminées dans les deux lobes, surtout au sommet. Cavernes multiples, mais peu étendues.

Adhérences pleurales aux sommets. Pas d'épanchement pleurétique.

Rien du côté du *cœur*.

Cavité abdominale. Le foie est gros, graisseux; il tache le couteau. Il ne présente pas de dégénérescence amyloïde. La vésicule biliaire est remplie de liquide; elle ne renferme pas de calculs. Canaux biliaires un peu distendus. Ulcérations intestinales nombreuses; à leur niveau le péritoine présente de petites granuations. Ulcérations nombreuses dans le gros intestin, jusqu'à l'S liaque. (1)

Reins: normaux. Pas de dégénérescence amyloïde.

Rate. Un peu grosse, diffluente.

(1) Pour les altérations du duodénum et du canal cholédoque, voir l'examen histologique ci-dessus.

Examen histologique. — Les résultats des deux autopsies ayant été identiques quant aux lésions du duodénum et du canal cholédoque, la même description s'appliquera aux deux cas.

En ouvrant le duodénum, on constate, après avoir lavé la membrane muqueuse duodénale, qu'elle est vascularisée surtout dans sa première et sa seconde portion, elle paraît épaissie, et comme infiltrée. Point de granulations tuberculeuses.

La vascularisation est prononcée surtout dans le voisinage de l'ampoule de Vater; en pressant un peu au-dessus d'elle sur le canal cholédoque, on en fait sortir un bouchon composé d'un mucus épais et visqueux qui l'obturait complètement, et qui tranche par sa coloration sur celle de la bile.

Les parois du canal cholédoque ne présentent ni granulations tuberculeuses, ni induration dans leur épaisseur; elles sont simplement tuméfiées.

Si l'on détache une petite portion de la membrane muqueuse, et qu'on l'examine par transparence, on aperçoit les glandes de Brunner considérablement hypertrophiées; elles se présentent sous l'aspect de petits grains riziformes et donnent un relief chagriné à la muqueuse duodénale.

Des lambeaux frais étant portés sous le champ du microscope, on note la dilatation des capillaires, et on aperçoit dans leur épaisseur les glandes de Brunner dont les acini sont augmentés de volume, et paraissent remplis de cellules gonflées provenant de la desquamation épithéliale.

Sur des coupes perpendiculaires à la muqueuse duodénale, pratiquées après durcissement convenable, on constate aisément la prolifération des éléments du tissu sous-muqueux, et l'état des glandes en grappes indiqué plus haut; dans certaines préparations, on trouve des follicules clos augmentés de volume, qui avaient produit çà et là des soulèvements de la muqueuse visibles à l'œil nu.

Les parois tuméfiées du canal cholédoque présentent à l'examen microscopique une prolifération épithéliale abondante; il est facile de reconnaître sur ces parois les traces d'une inflammation manifestement continue avec celle du duodenum.

Quant aux canaux hépatique et cystique, et aux canalicules biliaires, il n'a pas été possible de reconnaître s'ils étaient malades ou non, leur examen n'ayant pas donné de résultats bien nets.

Chez les chiens, tous les chasseurs le savent, et M. Vulpian l'a vu fréquemment sur ceux de son laboratoire, l'ictère n'est pas rare du tout. Or, cet ictère a souvent pour point de départ une inflammation duodénale.

Cette affection est bien caractérisée chez ces quadrupèdes; on remarque souvent un épaississement énorme des parois de l'intestin, avec inflammation étendue du duodénum au canal cholédoque et obstruction de celui-ci.

On observe, chez ces animaux, non-seulement l'ictère catarrhal, mais encore l'ensemble de symptômes que l'on décrit chez l'homme sous le nom d'ictère grave, et ils meurent avec des phénomènes hémorrhagiques et ataxo-adynamiques. Nous avons eu sous les yeux le duodénum d'un chien, mort avec des phénomènes d'ictère grave, chez lequel la duodénite était des plus nettes.

— Avant de passer à un autre chapitre, remarquons que les observations II et III se rapportent toutes deux à des sujets phthisiques ; on peut donc en conclure que l'ictère qui se présente quelquefois chez les phthisiques peu avant la mort n'est pas dû à la surcharge graisseuse du foie, mais à une vraie duodénite. C'est aussi l'opinion d'Ebstein : « Chez quelques phthisiques, dit-il, présentant des foies très-chargés de graisse, chez lesquels un ictère intense s'était développé vers la fin de la vie, j'ai toujours trouvé comme cause de celui-ci une gastro-duodénite avec obstruction de l'extrémité du canal cholédoque et rétention de la bile en arrière de l'obstacle » (1).

SYMPTÔMES.

Dans le cas des observations II et III, la mort fut amenée par les progrès de la phthisie; la malade de l'observation III s'était plainte, avant sa mort, de douleurs assez vives à l'épigastre, suivies de douleurs moins violentes à l'hypochondre droit; en d'autres termes, duodénite suivie d'inflammation du canal cholédoque.

Il arrive en général que les symptômes du catarrhe gastro-duodénal précèdent l'ictère et les symptômes hépatiques; on observe alors : l'état saburral de la langue, la perte de l'appétit, la constipation et la sensibilité épigastrique; plus tard, on voit survenir du côté du foie une sensibilité marquée à la pression vers le rebord des fausses côtes; la douleur est quelquefois spontanée à l'hypochondre droit; en même temps les selles se décolorent, les urines prennent une couleur foncée et les autres symptômes de l'ictère apparaissent. Dans un certain nombre de cas, le foie est manifestement gonflé et congestionné.

On voit souvent le catarrhe gastro-duodénal disparaître et l'ictère persister ou récidiver; il est bien plus

____

(1) Archiv der Heilkunde, Bd. X, p. 384, 1869.

rare en revanche de voir persister les troubles digestifs après la disparition de l'ictère. En général, l'affection du canal cholédoque ne persiste que peu de temps après la disparition du catarrhe gastro-duodénal. Enfin, le catarrhe gastro-duodénal et le catarrhe des voies biliaires peuvent devenir chroniques simultanément.

Notons ici que Virchow attribue également à une duodénite le développement de l'ictère qui apparaît quelquefois chez les typhiques (1) ou les pneumoniques, ou dans l'empoisonnement par le phosphore. Remarquons encore que la complication duodénale peut se présenter chez des phthisiques, comme le font voir les observations II et III.

L'assertion de Virchow relative à l'ictère qui se présente dans l'empoisonnement aigu par le phosphore a été très-controversée ; Munk et Leyden (2) lui assignent la même origine que Virchow, c'est-à-dire la duodénite et le catarrhe de la portion intestinale du canal cholédoque, tandis que Mannkopf (3) et Meyer (4) le regardent comme dû à la compression des canalicules biliaires par le parenchyme hépatique altéré par la prolifération interstitielle du tissu conjonctif. Wyss (5) et

(1) Voici comment Griesinger s'exprime à ce sujet : « L'ictère apparaît dans la première période de la fièvre typhoïde, le plus souvent de très-bonne heure ; il est léger, transitoire, sans aucune influence sur le cours de la maladie et vraisemblablement de nature catarrhale, *par propagation du catarrhe de l'intestin grêle aux voies biliaires* ; cet ictère paraît surtout se développer dans quelques épidémies. » (*Traité des maladies infectieuses.* Trad. par Lemaître. Paris, 1868. p. 251.

(2) Die acute Phosphorvergiftung. Berlin, 1865.

(3) Wiener med. Wochenschr., 1863, n° 26.

(4) Ueber Icterus in der Phosphorvergiftung. Virchow's Archiv, Bd XXXIII, p. 296 1865.

(5) Schweizerische Zeitschr. f. Heilk., Bd III, 1864, et loc. cit., p. 469.

Alter (1), s'appuyant sur des expériences faites sur des chiens porteurs de fistules biliaires, attribuent l'obstruction des canaux biliaires à la sécrétion d'un épais mucus. Pour Kohts (2), c'est la surcharge graisseuse du foie qui cause l'ictère ; mais on a vu plus haut que, chez les phthisiques dont le foie est presque toujours gras, cette étiologie n'est précisément pas la vraie. Ebstein (3) enfin ne voit là qu'un ictère par rétention dû à un catarrhe des canalicules biliaires fins macroscopiques. Dans l'une des observations qu'il rapporte, il avait cependant noté une duodénite intense avec hypertrophie des glandes de Brunner et gonflement de la muqueuse de la papille du canal cholédoque, mais il prétend n'avoir pas vu de bouchon muqueux. Toutefois, il admet que l'ictère peut être dû dans quelques cas à une obstruction inflammatoire du canal cholédoque.

DIAGNOSTIC.

Nous n'avons à nous occuper ici que du diagnostic de la forme d'ictère due à la propagation de l'inflammation duodénale au canal cholédoque. Si, après avoir constaté les signes d'un catarrhe gastro-duodénal, existant sans affection concomitante, on voit apparaître l'ictère, on sera conduit à regarder celui-ci comme d'origine catarrhale. On ne confondra point avec l'ictère symptomatique de la gastro-duodénite celui qui

<hr>

(1) Experimentelle Untersuchungen über die Ursachen des Icterus bei Phosphorvergiftung. Inaug. Diss., Breslau, 1867.

(2) Ueber den Icterus bei Phosphorvergiftung, in Deutches Archiv f. Klin. med., Bd V, H. 2, 1868.

(3) Catarrh der makroskopisch sichtbaren feinen Gallengänge, in Archiv der Heilk., Bd VIII, p. 506, 1867, et Bd IX, p. 219, 1868. — Ein Fall von acuter Phosphorvergiftung, Bd X, p. 379, 1869.

résulte de la compression du canal par une tumeur, ou toute autre cause, en raison des signes propres qu'un examen attentif décéléra. Les antécédents joueront un grand rôle, eu égard à l'étiologie du catarrhe gastro-duodénal.

On se fondera également, pour établir le diagnostic, sur la forme particulière du symptôme qui nous occupe :

TRAITEMENT.

Si l'ictère a été précédé des signes du catarrhe gastro-intestinal, ou si l'on suppose qu'il est dû à une inflammation catarrhale du duodénum, on se bornera à combattre l'inflammation par un éméto-cathartique ou un purgatif salin ; en général, cette médication suffira pour faire disparaître tous les accidents.

Si toutefois la maladie persistait pendant un temps plus ou moins long, il faudrait s'adresser aux boissons alcalines et aux bains additionnés de carbonate de soude. Même dans le cas où le catarrhe tendrait à devenir chronique, on pourrait encore en avoir raison par un traitement rationnel et une hygiène bien entendue.

Lorsque la douleur dans l'hypochondre prendra une certaine intensité, on appliquera en ce point des sangsues ou un vésicatoire volant.

Gerhardt (1) propose de traiter directement l'ictère catarrhal par la malaxation de la vésicule et la faradisation.

(1) Direkte Therapie des Icterus catarrh., in Würzb. med. Zeitschr., t. IV, p. 132, 1863, et op. cit.

Paris. A. PARENT, imprimeur de la Faculté de Médecine, rue Mr-le-Prince, 31.